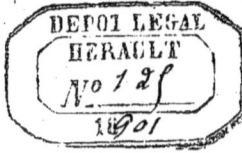

DOCTEUR JOSEPH BOSC

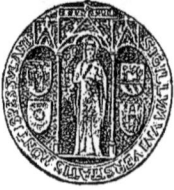

Dosage clinique

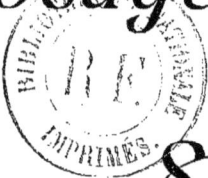

du

Soufre urinaire

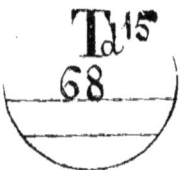

MONTPELLIER

GUSTAVE FIRMIN ET MONTANE.

DOSAGE CLINIQUE

DU

SOUFRE URINAIRE

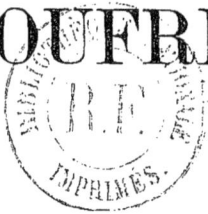

PAR

Joseph BOSC

DOCTEUR EN MÉDECINE

PHARMACIEN DE 1ʳᵉ CLASSE

LAURÉAT DE L'ÉCOLE SUPÉRIEURE DE PHARMACIE DE MONTPELLIER

ANCIEN AIDE PRÉPARATEUR INTÉRIMAIRE DE CHIMIE BIOLOGIQUE
A LA FACULTÉ DE MÉDECINE

MONTPELLIER

IMPRIMERIE Gustave FIRMIN et MONTANE

Rue Ferdinand-Fabre et quai du Verdanson

1901

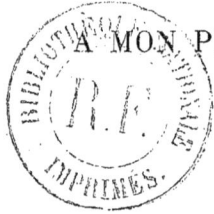

A MON PÈRE ET A MA MÈRE

A MON FRÈRE, LE DOCTEUR PIERRE BOSC

MÉDECIN DE L'INSTITUT PHYSICOTHÉRAPIQUE

A MES PARENTS

A MES AMIS

J. BOSC.

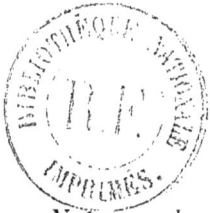

Notre embarras est grand, au moment de remercier selon l'usage les Maîtres qui nous ont formé ; c'est presque toute la Faculté qu'il faudrait énumérer et nous ne pouvons songer à solder par une liste de professeurs notre reconnaissance d'élève.

Nous nous contenterons donc d'exprimer notre gratitude à ceux qui nous ont facilité ce travail et tout spécialement M. le professeur Ville, à qui nous devons une triple reconnaissance pour les conseils éclairés qu'il ne nous a jamais refusés, pour l'accueil reçu dans son laboratoire et pour avoir bien voulu accepter la présidence de ce travail.

La forme simple des conseils techniques et des trucs de métier que nous a enseignés M. le professeur-agrégé Moilessier pendant le temps passé dans son laboratoire ne nous a pas empêché d'en apprécier la valeur et d'en sentir la portée pratique ; nous en avons tiré plus de profits que de savantes dissertations pour nous trop élevées.

Des renseignements bibliographiques et des aperçus cliniques d'un haut intérêt nous ont été fournis par MM. les professeurs Bosc, Ducamp, Rauzier et Vires. Nous som-

mes convaincus que sans eux les considérations cliniques de cette thèse n'auraient pu voir le jour.

Le professeur-agrégé Galavielle sait qu'il n'était pas besoin de tous les services qu'il nous a rendus pour sceller notre vieille amitié, dont nous n'attendions pas moins.

Trop pauvre écrivain pour dire à chacun avec justesse la reconnaissance spéciale que nous lui devons, nous ne pouvons citer sans ridicule tous les Maîtres qui nous ont aidé de leurs encouragements et de leurs conseils : mais les circonstances de la vie qui, de leur élève, vont faire un de leurs confrères, leur prouveront que le confrère a reconnu la dette de gratitude de l'élève et qu'il saura ne pas l'oublier.

INTRODUCTION

Au mois de mars nous avons été chargé par notre excellent camarade le docteur Desnoyés de faire le dosage des sulfates de l'urine, au sujet des études très complètes qu'il a entreprises sur les courants de haute fréquence. Décidé à ne pas employer comme beaucoup trop longue la méthode par pesée, nous avons cherché tous les moyens possibles de faire ce dosage par un procédé volumétrique et nous avons cru, d'abord, pouvoir trouver quelque chose en employant comme réaction finale une coloration bien nette. Nous devons remercier ici le docteur Florence, qui a bien voulu nous aider dans ces recherches. Malheureusement nous n'avons pu arriver à aucun résultat pratique. Nous avons dû alors nous rabattre sur la méthode volumétrique indiquée par Yvon, mais nous n'avons pas tardé à nous apercevoir du peu d'exactitude de cette méthode comparée à celle des pesées, comme le reconnaît du reste Yvon lui-même. C'est alors que nous avons pensé à employer deux solutions, l'une de chlorure de baryum, l'autre d'acide sulfurique, se saturant volume à volume, ce qui nous permettait de revenir en arrière, dans le cas à peu près inévitable où l'on a dépassé la quantité nécessaire de chlorure de baryum. Nous avons en second lieu remplacé le procédé par touche sur verre noirci, par la méthode de deux verres à expérience par comparaison, et nous sommes ainsi arrivé à obtenir des dosages qui, par comparaison avec la méthode par pesée, nous ont paru suffisamment exacts, du moins au point de vue clinique. C'est alors que nous nous sommes décidé à prendre le dosage des sulfates dans l'urine comme sujet de notre thèse de doctorat en médecine.

DOSAGE CLINIQUE

DU

SOUFRE URINAIRE

CHAPITRE PREMIER

DES DIFFÉRENTES FORMES DU SOUFRE URINAIRE

Le soufre se présente sous trois formes différentes dans les urines et c'est par trois procédés différents, au moins, quant au début des opérations, que nous aurons à les doser.

A propos des déchets sulfurés, nous trouvons en effet dans Bouchard :

« Le soufre des matières albuminoïdes reparaît dans l'urine sous trois formes :

1° A l'état de sulfates ;

2° D'éthérosulfates (phénylsulfates, indoxylsulfates, etc.), des métaux alcalins. Ces deux fractions représentent environ 80 0|0 du soufre total ;

3° Sous la forme de combinaisons mal connues, moins oxydées que l'acide sulfurique (traces de cystine, de sulfocyanate de potassium, acide taurocholique, peut-être traces d'hyposulfite alcalin, etc.). C'est cette portion que Salkoski appelle le soufre neutre » (1).

Il est bien évident qu'ici nous ne pouvons que faire œuvre de compilateur, car nous avons une expérience personnelle encore trop faible pour apporter nous-même des faits.

1° Sulfates proprement dits

« La quantité moyenne de l'acide sulfurique éliminée par jour avec l'urine chez les hommes sains et se nourrissant bien varie entre 1 gr. 50 et 2 gr. 50 (2).

» La quantité moyenne de cet acide excrétée par jour avec l'urine à l'état de sulfate est égale, chez l'homme sain, à 2 grammes environ » (J. Ville, *Manipulations de chimie médicale*, p. 130).

« Cette quantité est de 2 gr. 03 par litre à l'état normal, soit 0 gr. 05 par kilo de poids, soit 5 0|0 des éléments fixes » (3).

Pour Drevet, elle est de 2 grammes par litre, 2,50 à 3,75 par 24 heures. Pour Yvon, il faut admettre 3 grammes par jour. Enfin, pour MM. Engel et Moitessier, ce serait 1 gr. 50 à 2 gr. 50, soit 2 grammes en moyenne et par 24 heures.

Au point de vue physiologique, la quantité des sulfates retrouvés dans l'urine dépend, en partie, de ceux qu'on absorbe en nature dans l'alimentation, qui en contient, en réalité, fort peu ; mais surtout elle est due à la transformation des albuminoïdes.

---

(1) *Pathologie générale*, t. III, 1ʳᵉ partie, p. 171.
(2) Neubauer et Vogel, p. 437.
(3) E. Gautrelet. *Urines*. p. 95.

La majorité des auteurs est d'accord sur ce point.

« Les sulfates de l'urine, nous dit Arthus, peuvent provenir pour une partie des sulfates absorbés avec les aliments, mais seulement pour une faible partie, car les aliments sont ordinairement pauvres en sulfates. Ils proviennent pour la majeure partie de l'oxydation des substances sulfurées de l'économie (1).

Dans Yvon, nous lisons : « Les sulfates que l'on rencontre dans l'urine proviennent de ceux que contiennent les aliments et aussi de l'oxydation du soufre et des composés sulfurés qu'ils renferment. Bon nombre de matières, l'albumine par exemple, renferment une assez forte proportion de soufre (2)».

« La diminution indique peu de nourriture en aliments végétaux exclusivement. L'augmentation habituelle en même temps qu'un excès d'urée indique une alimentation animale. L'augmentation accidentelle indique l'ingestion de soufre, de sulfates ou de beaucoup de viande (3) ».

« L'excrétion de l'acide sulfurique atteint son maximum quelques heures après le repas. Elle dépend essentiellement de la proportion de l'acide sulfurique qui est introduit dans le corps avec les aliments, ou des combinaisons sulfurées qui, dans l'organisme, peuvent être transformées en acide sulfurique (4) ».

L'élimination des sulfates paraît être très rapide d'après le fait que rapporte Yvon.

D'après cet auteur :

« On retrouve l'acide sulfurique provenant du sulfate de ma-

---

(1) *Eléments de chimie physiologique,* p. 314.
(2) *Manuel clinique de l'analyse des urines,* 5e édition, p. 139.
(3) Neubauer et Vogel, p. 443.
(4) Neubauer et Vogel, p. 437.

gnésie ou du soufre, une heure à peine après l'ingestion de ces substances (1) ».

Au point de vue pathologique, le même auteur nous dit qu'« on ne possède presque aucune donnée sur les variations des sulfates sous les influences pathologiques. Rabuteau pense qu'ils augmentent comme l'urée dans les affections fébriles (2) ».

« L'acide sulfurique augmente pendant la fièvre et diminue après l'accès (3) ».

« Dans les maladies fébriles aiguës (où le malade n'absorbe presque pas de nourriture), une augmentation des sulfates indique une décomposition des éléments sulfurés du corps (4) ».

Il faut ici tenir grand compte de la suppression presque complète de nourriture, car, nous dit Neubauer :

« Dans la plupart des maladies fébriles aiguës, j'ai trouvé l'acide sulfurique beaucoup diminué, sans doute parce que les malades ont une alimentation peu abondante et presque exclusivement végétale (5) ».

Enfin, dans la maladie de Parkinson, les sulfates seraient diminués d'après Ludzato.

Ceci serait du reste d'accord avec ce que nous dit Charcot dans ses *Leçons sur les maladies du système nerveux* : « Il suit de 14 analyses que l'excrétion des sulfates serait diminuée dans la paralysie agitante, contrairement à l'opinion avancée par M. Bence-Jones à propos de la chorée. D'ailleurs, dans

(1) Yvon, p. 140.
(2) Yvon, p. 140.
(3) *Revue des sciences médicales de Hayem*, t. VIII, p. 77.
(4) Neubauer et Vogel, p. 443.
(5) Neubauer et Vogel, p. 442.

cette affection même, Selman et Gruner ont toujours trouvé une diminution des sulfates ».

2° Sulfates sulfo-conjugués

L'étude des sulfates sulfo-conjugués est peut-être plus attrayante, car l'attention a été attirée sur eux par bon nombre d'études récentes à propos des fermentations intestinales.

D'après Arthus, ils varient pour 24 heures de 0 gr. 09 à 0,35, soit 0 gr. 25 en moyenne.

Pour Albert Robin ce serait 0 gr. 150 par 24 heures et 7 0[0 de l'acide sulfurique proprement dit ; et pour Engel et Moitessier, 0 gr. 20 en 24 heures, soit le 1/10 des sulfates totaux.

« Les principaux phénylsulfates de l'urine sont le phénylsulfate, le paracrésylsulfate, l'indoxylsulfate et le scatoxylsulfate de potasse (1). »

Et, plus loin : « Dans le contenu intestinal, nous avons reconnu la présence d'indol et de scatol, qui sont résorbés et forment par oxydation dans l'organisme de l'indoxyle et du scatoxyle, qui s'unissent aussitôt avec l'acide sulfurique résultant de l'oxydation des substances sulfurées (2) ».

D'après le même auteur, leur synthèse avec l'acide sulfurique se ferait dans le foie.

« Les aliments d'origine végétale en donnent en plus grande abondance que les aliments d'origine animale. La quantité en

---

(1) Arthus, p. 318.
(2) *Idem*, p. 320.

augmente en même temps que les fermentations intestinales (1) ».

Tout le monde est d'accord sur ce dernier point et nous
passons ainsi de la physiologie à la pathologie de cet élément.

« La quantité d'acide sulfurique à l'état de sulfates conju-
gués, qui est à l'état normal de 0 gr.20 en 24 heures, augmente
aux dépens de l'acide sulfurique des sulfates ordinaires dans
toutes les affections où il y a exagération des fermentations
microbiennes intestinales et, par suite, formation exagérée de
produits à fonction phénol, sauf le cas de diarrhée abondante (2) ».

Sur le très intéressant ouvrage de M. Albert Robin, nous
trouvons aussi :

« La moyenne de l'acide sulfurique conjugué des hypersthéniques est de 0 gr. 284 par 24 heures avec un rapport de
8 gr. 24 0,0 d'acide sulfurique préformé, tandis que les nor-
males sont de 0 gr. 150 et de 7 0,0 (3) ».

« Ils augmentent aussi quand l'organisme est le siège de
suppurations abondantes et, après l'ingestion d'un grand
nombre de médicaments à fonction phénol, tels que naphtol,
résorcine, acide salicylique, etc. (4) ».

« Chez les épileptiques et les sitophobes, on trouve dans les
urines qui précèdent les accès, la présence d'éthers sulfuriques
dont la quantité s'accroît progressivement au fur et à mesure
qu'on approche du paroxysme (5) ».

Soufre neutre. — « Le soufre neutre est constitué par des

---

(1) Arthus, *loc. cit.*, p. 321.
(2) Engel et Moitessier, p. 531.
(3) *Les maladies de l'estomac*, p. 460.
(4) Engel et Moitessier, p. 530.
(5) Analyse dans la Revue de neurologie, 1900, p. 87.

sulfocyanates, par des dérivés de la taurine, de la cystine et de la cystéine, et par d'autres composés dont la nature est encore inconnue (1) ».

La quantité de soufre neutre, exprimée en acide sulfurique contenu dans l'urine des 24 heures, est d'environ 0 gr. 50 dont 0 gr. 05 de soufre difficilement oxydable. Il représente chez l'homme 15-20 0/0 du soufre total. — Sa proportion augmente dans l'inanition et par une alimentation exclusivement composée de pain. Elle augmente également dans l'ictère où il peut atteindre 62 0/0 d'après M. Lépine, dans la pneumonie et dans la cystinurie.

----

(1) Engel et Moitessier, p. 551.

CHAPITRE II

INTÉRÊT CLINIQUE DU SOUFRE URINAIRE

1° D'après ce que nous venons de dire, il est évident que l'intérêt clinique qui s'attache aux sulfates est dû en grande partie à ce qu'ils proviennent de la transformation des albuminoïdes de notre organisme et que leur dosage seul peut nous renseigner sur certains de ces éléments. Or, personne ne nous contredira, je pense, si nous affirmons qu'il n'est pas à l'heure actuelle d'étude plus à l'ordre du jour que celle des matières albuminoïdes, puisque on tend de plus en plus à leur faire jouer le premier rôle dans la vie intra-cellulaire et même extra-cellulaire de notre organisme.

Pour appuyer ce que nous avançons, nous citerons en première ligne l'opinion d'un maître incontesté, M. le professeur Bouchard : « Il est regrettable que le dosage des diverses variétés de soufre urinaire, soufre des sulfates, soufre des éthéro-sulfates et soufre neutre, soit si peu commode, car l'origine albuminoïde de cet élément confère un intérêt considérable à l'étude de ses variations dans l'organisme (1) ».

---

(1) *Pathologie générale*, Bouchard, t. III, 1ʳᵉ partie, p. 171.

Et ailleurs : « La désagrégation de ces éléments organiques a pour conséquence nécessaire une production de substances acides parmi lesquelles l'acide sulfurique est le plus important comme masse. En effet, l'observation montre que les quatre cinquièmes du soufre contenu dans les matières albuminoïdes se transforment par oxydation en acide sulfurique, qui s'élimine par les urines. Une ration de 100 gr. d'albumine (à 1 pour 100 de soufre) fournit de la sorte dans les 24 heures environ 2 gr. 50 d'acide sulfurique (SO^4H^2) (1) ».

2° Les sulfates varient dans des conditions intéressantes, mais qui commencent à peine à être connues : « La quantité de l'acide sulfurique excrétée avec l'urine dépend-elle toujours et seulement de la quantité ingérée, ou bien rencontre-t-on des cas dans lesquels la sécrétion de cette substance est augmentée ou diminuée par d'autres influences ? Jusqu'à présent cette question n'a pas été résolue d'une manière satisfaisante » (Neubauer et Vogel, 1870, page 441).

Cette sécrétion peut être augmentée par certaines influences et en particulier par les courants de haute fréquence, et nous sommes heureux de pouvoir apporter, ici, un document personnel à cette intéressante question.

L'alimentation étant déterminée une fois pour toutes, et restant absolument la même pour chacun des trois sujets, pendant tout le temps de l'expérience, voici les résultats qui ont été obtenus, pour les urines de 24 heures. Ce sont les sulfates proprement dits que nous avons dosés dans cette expérience.

---

(1) Bouchard. *Pathologie générale*, t. III, 1re partie, p. 53.

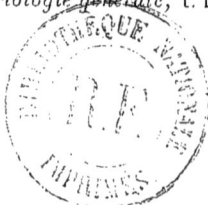

2

Expérience	Sujet A	Sujet B	Sujet C
Avant le traitement			
1°	2,91	2,88	2,68
2°	2,85	2,47	2,71
3°	3,16	2,61	2,34
Moyenne	2,97	2,65	2,57
Pendant le traitement			
1°	3,19	3,17	3,02
2°	3,67	3,06	3,75
3°	3,68	3,30	2,99
4°	3,88	3,02	2,91
5°	3,77	3,36	2,80
Moyenne	3,64	3,18	3,09
Après le traitement			
1°	3,53	3,19	3,
2°	2,08	3,13	2,92
Moyenne	2,80	3,16	2,96

La conclusion à tirer de l'examen de ce tableau est évidemment qu'il y a une augmentation très nette dans l'élimination des sulfates pendant toute la durée du traitement, qui disparaît presque aussitôt que les séances d'application de haute fréquence sont supprimées.

3° Du reste, le dosage des sulfates ne fait pas double emploi avec celui de l'urée.

Nous trouvons sur presque tous les auteurs, que le dosage

des sulfates marchant de pair avec celui de l'urée, il n'est pas intéressant de le faire.

« Les matières protéiques renferment du soufre, mais ces matériaux étant en même temps azotés, il y a aussi augmentation de l'urée ; il en résulte que les variations de l'urée et des sulfates se suivent (1) ».

» L'acide sulfurique urinaire provient presque exclusivement de l'oxydation de soufre des matières albuminoïdes ; aussi ses variations journalières sont-elles parallèles à celles de l'azote urinaire (2) ».

Les expériences qui ont permis d'établir cette opinion sont-elles assez nombreuses ? Nous nous permettons de le mettre en doute, car bien rarement jusqu'ici on a fait le dosage des sulfates.

Toujours est-il que ceci n'est pas absolu et que, vrai peut-être physiologiquement parlant, il n'en est plus de même, lorsqu'une maladie a frappé notre organisme. Et c'est précisément là ce qui fait tout l'intérêt de la question.

D'après Ludzato, en effet, les sulfates sont diminués dans la paralysie agitante, tandis que l'urée, bien qu'accrue par rapport à l'azote total, reste normale.

« Dans la chorée et le délirium tremens, affections dans lesquelles il y a une grande dépense musculaire, Lehman et Gruner ont toujours trouvé une diminution des sulfates (3) ».

Il y aurait donc un certain rapport fort intéressant peut-être à étudier, comme la plupart des rapports des éléments urinaires et qui a été fixé par certains auteurs.

---

(1) P. Yvon, *Manuel clinique de l'analyse des urines*, 5me édition, p. 140.

(2) *Traité élément. de chimie biologique*, Engel et Moitessier, p. 550.

(3) Charcot, *Leçons sur les maladies du système nerveux*, t. I. Art. Paralysie agitante.

« Le rapport de l'acide sulfurique à l'urée est d'environ 1 à 14. » (1)

« Si l'on compare dans l'urine, les quantités d'azote avec celles de l'acide phosphorique et de l'acide sulfurique, on arrive aux résultats suivants. Avec une alimentation mixte, l'urine contient, par 24 heures, 12 à 24 d'acide sulfurique pour 100 d'azote. » (2)

Et si nous voulons parler des sulfates sulfo-conjugués, la question, au point de vue des fermentations intestinales, est du plus haut intérêt, comme nous l'avons déjà vu. Voilà là encore un renseignement que le dosage de l'urée ne saurait en rien nous donner.

Là aussi existe un rapport intéressant entre les sulfo-conjugués et les sulfates préformés. Il est normalement de 7 °/° mais devient de 8,24 °/₀ chez les hypersthéniques, d'après Robin.

Il n'est pas jusqu'au soufre neutre qui n'ait son intérêt dans l'ictère, la pneumonie et la cystinurie, ainsi que nous l'avons vu.

Nous avions donc bien raison de dire que le dosage des sulfates n'était pas sans intérêt, et cependant à l'heure actuelle ce dosage se fait si rarement, que l'on peut considérer la question comme à peine ébauchée. Nous espérons que l'avenir nous réservera d'agréables surprises à ce sujet.

---

(1) Engel et Moitessier, p. 350.
(2) *Revue des sciences médicales de Hayem*, t. VIII, p. 77.

CHAPITRE III

UTILITÉ D'UN DOSAGE CLINIQUE

Pourquoi donc le dosage des sulfates de l'urine n'est-il pas fait aussi couramment que celui des phosphates, des chlorures ou de l'urée ? Ce n'est point qu'il manque d'intérêt ; c'est plutôt, et personne ne le contestera, que le dosage, le seul employé, c'est à-dire celui par pesée, n'a aucune des qualités nécessaires à un dosage clinique.

Que doit-on entendre, en effet, par ce terme, un dosage clinique ? A mon avis, on veut parler d'un procédé qui permette de connaître la quantité d'un élément donné avec une exactitude, non pas absolue, mais suffisante , en employant des appareils d'un usage courant, ne nécessitant aucune étude spéciale.

Prenons des exemples :

Le dosage de l'acide urique, qui se faisait autrefois par pré-cipitation et pesée, n'était pas un dosage clinique ; au contraire, depuis que Haycraft et Denigès ont décrit leur admirable pro-cédé, nous faisons couramment, et beaucoup de cliniciens avec nous, le dosage de l'acide urique et cependant le nouveau pro-cédé est peut-être moins exact que celui par pesée bien exé-cutée, mais il est plus commode et c'est ce que nous désirons.

Les deux méthodes, par les tubes d'Esbach pour le dosage de l'urée et de l'albumine, n'ont, surtout cette dernière, qu'une exactitude très relative et cependant sont acceptées par tous les cliniciens et chimistes eux-mêmes.

Le dosage des phosphates par l'acétate d'urane, bien que journellement employé, est susceptible d'une erreur de 0 gr.10 d'anhydride phosphorique par litre.Et cependant, le dosage de l'élément urinaire qui se chiffre ici par 2 gr. 50 à 3 grammes seulement demanderait à être plus exact. Au contraire,pour les chlorures qui varient de 8 à 10 grammes en moyenne, on peut se contenter d'une réaction beaucoup moins sensible.

Le dosage qui nous occupe rentre précisément dans le cas des phosphates, car les sulfates se dosent par 2 gr. 50 pour les sulfates purs, 0 gr. 50 pour le soufre neutre et 0 gr. 20 seulement pour les sulfo-conjugués. Aussi, y a-t-il là une réelle difficulté et ne peut-on employer bon nombre de procédés à cause de leur exactitude par trop relative.

Ces exemples nous permettent de conclure que tout procédé clinique devra être avant tout le plus rapide et ensuite le plus commode possible ; l'exactitude absolue, sans être à mépriser, passe au troisième plan.

Passons maintenant en revue les divers procédés de dosage des sulfates signalés par les auteurs et voyons ce qu'ils ont de défectueux, en nous plaçant bien entendu au point de vue clinique.

CHAPITRE IV

DESCRIPTION ET CRITIQUE DES PROCÉDÉS CONNUS

De tout temps, le dosage exact des sulfates a été fait par la méthode des pesées. Nous n'avons nullement l'intention de critiquer ici ce procédé pour sa justesse, mais il demande les plus grandes précautions et, par conséquent, beaucoup plus de temps que ne peut en donner un clinicien au dosage d'un élément urinaire.

Dans le Dictionnaire de Wurtz, nous lisons en effet : « Un peu de sulfate de baryum peut rester en solution dans les solutions fortement acides. Le précipité peut, au contraire, entraîner une petite quantité de certains sels, surtout d'azotate de baryum et de sels alcalins, quelquefois plus de 1 0/0 » (1).

Autre objection : il faut une balance de précision, un creuset en platine ; or, les cliniciens n'ont pas ces deux instruments que l'on ne rencontre guère que dans les laboratoires, et leur prix est par trop élevé pour que tout médecin puisse se les payer. Mais, avant tout, il faut beaucoup trop de temps, puisque deux heures environ sont nécessaires. En un mot,

---

(1) Wurtz, *Dictionnaire de Chimie*, p. 1627.

cette méthode n'est pas clinique. Le peu d'usage qu'en font tous les cliniciens le prouve surabondamment.

Nous avons dû rapidement éliminer quatre ou cinq méthodes de dosage des sulfates par réactif coloré, à cause des incompatibilités qu'elles présentaient avec les autres éléments de l'urine.

Une seule nous avait paru devoir donner des résultats : c'est celle de Wildenstein, couramment employée pour le dosage du plâtre dans les vins, mais que nous avons dû modifier à cause de la présence des phosphates de l'urine. Le principe de la méthode est le suivant :

En solution neutre, les sels de baryum précipitent par le chromate de potasse et, en prélevant une goutte de liquide que l'on porte au contact d'une autre goutte d'une solution d'acétate de plomb, on aura une coloration jaune-rougeâtre de chromate de plomb, dès qu'il y aura un excès de chromate de potasse. Il y a ici, on le voit, une certaine analogie avec le dosage des phosphates par l'urane.

Nous avons éliminé les phosphates, précisément par l'acétate d'urane, et en acidulant le liquide par l'acide acétique, un excès d'urane ne nous gênant en rien.

Nous avons précipité ensuite les sulfates par un excès de solution titrée de chlorure de baryum, et après filtration et neutralisation de la liqueur, nous avons dosé l'excès de chlorure de baryum par une solution titrée de chromate de potasse. Le nitrate d'argent a été employé à la place de l'acétate de plomb comme réactif indicateur par touche. La réaction colorée était ainsi beaucoup plus nette, car la coloration rouge du chromate d'argent est très intense.

Malheureusement, les résultats obtenus ne nous ont point paru assez exacts pour continuer nos recherches dans cette voie, et nous avons dû nous rabattre sur les méthodes dont la réaction indicatrice est constituée par un trouble.

Il s'agit de la précipitation des sels de baryum par les sulfates, d'après la formule :

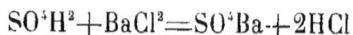

$$SO^4H^2 + BaCl^2 = SO^4Ba + 2HCl$$

Cette réaction est excessivement sensible, puisqu'elle est
encore nette dans une solution d'acide sulfurique à 1 pour
200.000. (Wurtz).

En allant des procédés les moins bons vers ceux qui nous
paraissent les meilleurs, nous trouvons d'abord le procédé de
Mohr.

« *Dosage volumétrique à l'état d'acide sulfurique* (Ch. Mohr).
— On prépare une solution titrée de chlorure de baryum ; on
peut prendre la liqueur normale contenant

$$1/2 \ (BaCl^2 + 2H^2O) = 121 \text{ gr. } 96 \text{ par litre.}$$

On ajoute à la liqueur sulfurique, qui ne doit pas contenir
d'acide précipitant la baryte en liqueur neutre, une quantité
de liqueur barytique connue et un peu plus que suffisante
pour précipiter tout l'acide sulfurique.

L'excès de chlorure de baryum est précipité par un mélange
de carbonate d'ammoniaque et d'ammoniaque. Le précipité
bien lavé contient à l'état de sulfate de baryum tout l'acide
sulfurique de la liqueur primitive et à l'état de carbonate tout
le baryum de la liqueur titrée ajoutée en trop. A l'aide d'un
dosage alcalimétrique on déterminera facilement le carbonate
de baryum, ce qui donnera, par une opération d'arithmétique
bien simple, le sulfate de baryum » (1).

_____

(1) Wurtz, *Dictionnaire de Chimie,* p. 1627.

Deux reproches à faire à cette méthode : d'abord, il faudrait commencer par éliminer les phosphates, puisqu'on doit opérer en solution neutre, ce qui n'est pas impossible ainsi que nous le savons à l'aide de l'acétate d'urane ; mais c'est une complication dont on peut absolument se dispenser, comme nous le verrons dans les procédés suivants.

Secondement, le mode opératoire nous paraît assez compliqué et ce lavage des précipités de sulfate de baryte nous rappelle absolument la méthode par pesée et par conséquent est passible des mêmes reproches. Le creuset et la balance de précision sont inutiles il est vrai, mais c'est le seul avantage et encore peut-être le perd-on par la précion moins grande des résultats, ce qui fait justement la valeur de la méthode par pesée.

Nous arrivons maintenant au procédé Yvon que nous avons sérieusement étudié en l'appliquant nous-même à de nombreux dosages.

Procédé volumétrique. — « Il est moins exact que le précédent par pesée, mais peut suffire pour des recherches cliniques. Ce procédé consiste à verser, dans un volume déterminé d'urine, une solution titrée de chlorure de baryum tant qu'il se produit un précipité ; mais il n'y a pas de réaction secondaire pour indiquer la fin de l'opération. Il faut laisser déposer le précipité de sulfate de baryte et s'assurer au moyen d'une solution de sulfate de potasse ou de soude, qu'on n'a pas employé un excès de chlorure de baryum.

» *Solution titrée de chlorure de baryum.* — On la prépare en dissolvant 30 gr. 50 de chlorure de baryum cristallisé et desséché par compression entre deux feuilles de papier, dans assez d'eau pour obtenir un litre de solution : dans ces conditions, 1 centimètre cube représente 1 centigramme d'acide sulfurique anydre, et une division de la burette 1 milligramme de cet acide. On se sert comme témoin d'une solution à 1 0/0 de sulfate de potasse ou de soude.

» On filtre l'urine non albumineuse, et on mesure 50 centimètres cubes dans une capsule ou un petit matras qu'on peut chauffer au bain-marie ou à feu nu sur une toile métallique ; on y ajoute 2 0/0 environ d'acide chlorhydrique et l'on chauffe. Au moyen d'une burette chlorométrique, on y verse goutte à goutte la solution titrée de chlorure de baryum. Chaque goutte produit en tombant un précipité de moins en moins abondant ; quand on croit approcher de la fin de l'opération, on laisse reposer et, avec une baguette de verre, on dépose une goutte de la liqueur sur une plaque de verre dont la face opposée est garnie d'un vernis noir ou de noir de fumée ; puis, avec une autre baguette on dépose à côté une goutte de la solution de sulfate de potasse et on les mélange ; tant qu'il ne se produit pas de précipité blanc, c'est que l'urine ne contient pas un excès de chlorure de baryum et, par conséquent, renferme encore des sulfates ; on continue alors l'affusion de la liqueur titrée de chlorure de baryum jusqu'à obtention du précipité sur la plaque de verre. Il faut faire deux essais ; le premier sert de guide et indique approximativement la quantité de solution titrée de chlorure de baryum qu'il faut verser pour précipiter tout l'acide sulfurique.

» On recommence alors un second essai avec 50 centimètres d'urine, et on verse goutte à goutte la solution barytique quand on est arrivé au volume indiqué par le premier essai. Lorsqu'on obtient avec les gouttes d'essai un précipité suffisamment net de sulfate de baryte, on arrête l'affusion et on note la quantité de chlorure de baryum employée ; on ajoute alors dans le matras 50 centimètres cubes d'urine filtrée ; de cette manière, si l'on a trop ajouté de chlorure de baryum pour le premier essai, cet excès servira pour le deuxième. Dans une opération bien faite, on doit employer, en second lieu, une quantité de solution exactement double de la première. Le nombre de centimètres cubes employés indique en centigrammes la quantité d'acide contenue dans la prise d'essai, soit, ici, dans 100 centimètres cubes ; il suffit de multiplier ensuite par le volume des vingt-quatre heures pour obtenir la quantité éliminée pendant ce temps » (1).

Nous trouvons tout d'abord que toute méthode dans laquelle il faut attendre que le précipité de sulfate de baryte se soit déposé est forcément assez longue, et nous préférons de beaucoup employer la filtration, malgré les inconvénients réels qu'elle présente, car on va ainsi beaucoup plus vite. Yvon conseille d'aciduler par l'acide chlorhydrique, mais ce n'est bon que pour le dosage des sulfates totaux. Par conséquent, cela ne nous permet pas de séparer les sulfates proprement dits des sulfo-conjugués, et par ce fait la méthode perd beaucoup de son intérêt clinique. Nous verrons, plus loin, qu'on peut doser séparément le soufre de l'urine sous ses différentes formes.

Ailleurs nous lisons : « Quand on croit approcher de la fin de l'opération ». Ceci est un peu vague et, bien que nous ne doutions pas que pour un œil exercé comme celui de notre éminent confrère Yvon, la chose soit facile, nous croyons qu'il vaut mieux proposer aux cliniciens des méthodes où tout espèce de doute soit impossible.

Nous avons remarqué également que souvent, bien que le précipité de sulfate de baryte se soit effectué dans les meilleures conditions, une petite partie surnage et qu'en employant

---

(1) Yvon, p. 138.

une baguette de verre, comme le conseille Yvon, on entraîne inévitablement une parcelle du précipité surnageant. Aussi, lorsqu'on a déposé la goutte sur la lame du verre croit-on avoir atteint le point de saturation par la présence de ce trouble, bien qu'on puisse ne pas y être du tout.

Nous lisons encore : « lorsqu'on obtient avec les gouttes d'essai un précipité suffisamment net de sulfate de baryte ». Eh bien ! à ce moment-là, on aura, d'après la réaction chimique elle-même, un excès de chlorure de baryum, et par conséquent l'erreur est obligatoire, d'autant plus que le mot suffisamment net a encore le défaut d'être trop vague. En somme le procédé décrit par Yvon indique lorsqu'on a dépassé la quantité de chlorure de baryum à ajouter, sans montrer exactement le moment où est atteint le point de saturation.

Aussi, est-il obligé d'opérer par 3 fois pour obtenir une exactitude suffisante, ce qui rend le procédé trois fois trop long, et qui a le défaut d'employer trois fois plus d'urine qu'il n'est nécessaire ; et cette dernière considération n'est pas sans importance.

La méthode de Neubauer et Vogel nous paraît en tous points bien préférable. La voici dans tous ses détails :

A. *Principe de la méthode.* — Ajouter à une quantité d'urine déterminée une solution titrée de chlorure de baryum, tant qu'il se produit un précipité de sulfate de baryte. Seulement il ne faut pas oublier que, dès qu'on ajoute à un volume déterminé d'urine faiblement acidifiée avec de l'acide chlorhydrique une quantité exactement équivalente de chlorure de baryum, on atteint un point neutre, où le liquide filtré se trouble légèrement, aussi bien avec l'acide sulfurique qu'avec la solution de chlorure de baryum. Dans la solution ainsi formée, on doit regarder le chlorure de potassium, le chlorure de baryum et le

sulfate de potasse comme étant dans un certain état d'équilibre ; de sorte que, si l'on ajoute du chlorure de baryum ou du
sulfate de potasse, l'équilibre est détruit et du sulfate de
baryte se dépose.

Si l'on titre jusqu'au point neutre, il est convenable de
donner à la solution de chlorure de baryum une concentration
telle que 1 cc., renferme exactement une quantité de baryte
équivalent à 10 mg. d'acide sulfurique. Le point neutre peut
être atteint facilement, et les résultats sont très satisfaisants.
Je regarde le titrage comme terminé si, dans deux échantillons du liquide filtré, un léger trouble est produit avec
une égale intensité, aussi bien par le chlorure de baryum que
par le sulfate de potasse.

B. *Préparation des dissolutions*. — a. Solution de chlorure
de baryum. Dissoudre simplement 30 gr. 50 de chlorure de
baryum cristallisé, séché à l'air, pulvérisé et étendu à un litre.
— 1 cc. correspond à 10 milligrammes d'acide sulfurique
anhydre.

b). Solution de sulfate de potasse.

Dissoudre 21 gr. 778 de sulfate de potasse chimiquement
pur, séché à 100 degrés, pulvérisé et étendre à un litre. 1 cc.
contient 10 milligrammes d'acide sulfurique anhydre et correspond, par conséquent, à 1 cc. cube de la solution de chlorure
de Baryum a.

Application à l'urine. — Dans un petit ballon à long col
on introduit 100 cc. de l'urine à essayer, on les mélange avec
20 ou 30 gouttes d'acide chlorhydrique et l'on chauffe au bain-
marie ; au moyen d'une buretthe, on fait couler 5 ou 8 cc. de
la solution de chlorure de baryum, et l'on attend que le sulfate
de baryte se soit déposé. A l'ébullition, il se rassemble promp-

tement et se dépose ensuite avec facilité ; lorsque le liquide est devenu clair, on ajoute un autre centimètre cube de solution de chlorure de baryum, on chauffe, et sur un petit filtre grand comme un dé, on filtre 10 ou 12 gouttes de l'urine que l'on recueille dans un tout petit tube étroit, long d'environ 6 centimètres, et l'on essaye avec du chlorure de baryum pour savoir s'il se produit encore un précipité.

S'il ne s'en produit pas, on ajoute, à un nouvel échantillon, quelques gouttes de solution de sulfate de potasse, et l'on saura de cette façon si l'on a ajouté un excès de solution barytique. Mais si, dans le premier échantillon, on a obtenu un trouble évident au moyen du chlorure de baryum, on verse le liquide dans le ballon, on lave le filtre et le tube avec un peu d'eau, et l'on verse aussi ce liquide dans l'urine. Si, jusqu'à présent, on avait employé environ 8 cc. de solution de chlorure de baryum, on ajoute de cette liqueur suivant l'intensité de la réaction produite 1,2,3 ou 4 autres centimètres cubes, ce qu'avec un peu d'exercice on apprend facilement à apprécier d'après le degré de trouble produit lors du premier essai : on chauffe jusqu'à ce que la liqueur soit devenue claire ; on filtre de nouveau quelques gouttes pour l'essai, et ainsi de suite jusqu'à ce qu'enfin le chlorure de baryum ne produise plus aucun trouble dans le liquide filtré.

Si cela arrive après l'emploi de 13 cc. et si maintenant le sulfate de potasse dénote dans un nouvel échantillon un excès bien évident de baryte, on sait, par conséquent, que le point exact doit être entre 12 et 13 cc. et que les 100 cc. d'urine contiennent une quantité d'acide sulfurique comprise entre 120 et 130 milligrammes.

On mesure encore une fois 100 cc. ; on mélange avec 20 ou 30 gouttes d'acide chlorhydrique, on ajoute aussitôt 12 cc. de solution de chlorure de baryum ; on chauffe et on essaye quelques gouttes du liquide filtré avec 1/10 de cc. de solution barytique. S'il se produit immédiatement un trouble parfaitement évident, on réunit le produit de la filtration au liquide principal ; on ajoute encore 2/10 de cc. de solution barytique ; on essaye de nouveau le liquide filtré, et ainsi de suite, jusqu'à ce qu'enfin la solution de chlorure de baryum ne produise un léger trouble qu'après quelques secondes.

Maintenant, on essaye un deuxième échantillon du liquide filtré avec quelques gouttes de solution de sulfate de potasse, et l'on trouve que ce réactif produit aussi après quelques secondes un léger trouble, de telle sorte que le point neutre est atteint, et que, par conséquent, l'opération est terminée. Si pour cela nous avons employé environ 12,8 cc. de solution de chlorure de baryum, les 100 cc. contiennent 0 gr. 128 SO^3, et de cette donnée, on peut facilement déduire la proportion pour vingt-quatre heures. Mais si dès la première expérience on avait de beaucoup dépassé le point neutre, en versant sans précaution la solution de chlorure de baryum, on ajoute quelques centimètres cubes de la solution de sulfate de potasse qui lui est équivalente, et maintenant, ajoutant avec précaution la solution barytique, on cherche à atteindre la limite. Le nombre de centimètres cubes de solution de sulfate de potasse ajoutés doit, dans le calcul, être naturellement retranché des centimètres cubes de solution barytique employés en totalité.

Si longue que paraisse cette opération, elle peut cependant être facilement effectuée en une demi-heure, et elle donne des résultats satisfaisants 100 cc. d'urine, analysés par la méthode des pesées, contenaient 0 gr. 129 SO^3, et dans une même quantité de la même urine, on trouve en titrant jusqu'au point neutre 0 gr. 128 ; 100 cc. d'une autre urine donnerait par la méthode des pesées 0 gr. 139 de SO³, et par la méthode volumétrique 0 gr. 137 de SO³ (1).

Ailleurs, nous complétons ce tableau. En opérant toujours sur 100 cc. d'urine :

0 gr. 182 par pesée, et 0 gr. 177 par volume ;
0 gr. 274 — 0 gr. 270 —
0 gr. 235 — 0 gr. 238 — (2).

Les résultats sont encourageants comme on le voit, mais il y a place à la critique encore ici.

Nous faisons à cette méthode le même reproche qu'à celle d'Yvon, au point de vue du temps inutile employé à attendre que le précipité de sulfate de baryte se soit déposé. Ici surtout, où l'on emploie la filtration. Par contre, nous trouvons très ingénieux le moyen du petit tube employé à la place du procédé de touche par gouttes d'Yvon. Nous avons été heureux, lorsque notre maître, M. le professeur agrégé Moitessier, nous mit entre les mains la traduction de Neubauer et Vogel, par L. Gauthier, de voir que des chimistes aussi distingués avaient employé un procédé que nous regardons comme un point très important dans la méthode que nous présentons, et cela a été pour nous un encouragement à continuer activement nos études dans cette voie.

Toutefois, nous ne croyons pas que dans la pratique il faille maintenir l'usage de « tous petits tubes étroits et longs de 6 centimètres environ », car le précipité de sulfate de baryte formé ne tarde pas à laisser, sur les parois du verre, un léger

---

(1) Neubauer et Vogel, Traduction du docteur L. Gauthier, p. 214.
(2) Neubauer et Vogel, *De l'urine*, p. 336.

louche qu'on ne peut enlever que par la friction avec un agitateur garni d'un tube en caoutchouc. Or, avec les tubes de
Vogel, cette opération nous paraît, sinon impossible, du moins
délicate, et nous croyons qu'il n'y a aucun inconvénient à les
remplacer, comme nous le proposons, par deux petits verres
à expérience.

Employer la solution de chlorure de baryum centimètre cube
par centimètre cube, c'est se condamner à allonger parfois
l'expérience d'un façon extraordinaire. Supposons, en effet,
une urine pathologique qui renferme 3 gr. de sulfate par litre ;
avec la méthode de Vogel on commencera évidemment par
n'employer que 8 cc., et il faudra recommencer les opérations 10 fois ou 15 fois de suite avant d'obtenir le résultat.

Nous verrons qu'en employant une solution de sulfate de baryum se saturant exactement volume à volume avec la solution de
chlorure de baryum, et ceci systématiquement, on peut réduire
les essais à 5-6 environ, et cela, dans tous les cas possibles.

Il est vrai que Neubauer et Vogel se servent aussi d'une
solution sulfurique se saturant volume à volume avec celle du
chlorure de baryum, mais ce n'est que dans le cas exceptionnel où l'on a trop employé de solution de chlorure de baryum
qu'ils en font usage. Par conséquent, tout en regardant leur
méthode comme supérieure et plus exacte que celle d'Yvon,
puisqu'elle permet de revenir en arrière lorsqu'on a mis un
excès de chlorure de baryum, nous pensons que l'usage systématique et non pas exceptionnel des deux solutions constitue
un progrès ; on raccourcit ainsi les opérations d'une manière
très sensible, et il devient absolument inutile d'employer comme
contre-expérience 100 cc. nouveaux d'urine, ainsi que l'indique
Vogel. Or, une économie d'urine est toujours une bonne chose.

Au point de vue du filtre, nous faisons usage de dimensions
absolument opposées à celles indiquées par Neubauer. Au lieu

d'un petit filtre grand comme un dé, nous employons un grand filtre qui puisse contenir largement tout le liquide et permette l'agitation. Ce n'est que par ce moyen que nous avons pu nous dispenser de laisser déposer le précipité de sulfate de baryte après sa formation, et nous considérons la chose comme très importante au point de vue de la durée des opérations. Au lieu de réunir tous les liquides dans le récipient placé au-dessous du filtre, nous les réunissons dans le filtre lui-même et le résultat n'est pas moins exact comme nous le prouverons plus tard.

L'appareil se composant simplement d'un grand entonnoir et d'un grand filtre, nous le trouvons plus à la portée du clinicien que celui de Wildenstein décrit dans le dictionnaire de Wurtz.

« Le procédé suivant est plus simple en principe, mais il est peut-être moins rigoureux. On recourbe le tube d'un entonnoir en $\wedge$ de façon à ce que son pavillon regarde en bas ; on a fabriqué ainsi un véritable siphon. Le tout est fixé à frottement dur à travers un bouchon dans l'ouverture inférieure d'un réservoir B largement ouvert en haut et destiné à recevoir le liquide dans lequel on veut doser l'acide sulfurique. On coiffe l'ouverture de l'entonnoir d'un morceau de papier Berzelius en double entre deux mousselines et l'on assujettit le tout contre le rebord avec un fil ciré. L'extrémité inférieure du tube de l'entonnoir est munie d'un tube de caoutchouc avec pince de Mohr, pour permettre de prélever aussi peu de liquide qu'on le jugera nécessaire. Pour faire un dosage, on introduit de l'eau chaude dans B et l'on amorce le siphon, puis on remplace cette eau par de l'eau bouillante et l'on ajoute la solution sulfurique légèrement acide. On fait couler peu à peu avec une burette du chlorure de baryum titré, contenant par exemple 61 grammes de chlorure cristallisé par litre (1/4 de $BaCl^2 + 2H^2O$). Lorsque l'on croit approcher de la saturation on agite, on fait couler, en ouvrant la pince, une quantité de liquide un peu plus grande que celle que renferme le tube ; pour cela, on la reçoit dans un petit verre à trait et l'on verse ce liquide en B ; puis, on fait tomber de nouveau du liquide filtré dans un tube d'essai et l'on y verse deux gouttes de solution barytique avec la burette. S'il y a encore précipitation, on rejette l'essai dans le verre B et l'on ajoute un peu de baryte. On fait écouler le liquide dans le verre à trait, puis dans le tube, etc., et l'on s'arrête lorsque la liqueur du tube d'essai, additionnée de deux gouttes de la solution barytique, ne se trouble pas au bout de deux minutes. Il ne reste plus qu'à faire la lecture. Avec la liqueur au titre ci-dessus 1 cc. correspond à 8 milligrammes de soufre. Si l'on dépassait le point de saturation on ajouterait 1 cc. d'acide sulfurique à un titre équivalent à celui de la liqueur barytique et on finirait l'essai comme ci-dessus. On retrancherait ensuite 1 cc. du volume de chlorure de baryum employé (Wildenstein) (1).

Outre que le petit appareil nécessaire est difficile à nettoyer entre deux dosages, cette méthode est passible des mêmes reproches que la précédente. Quant au point de saturation, il est certainement inexact. En effet, lorsqu'il n'y a pas de trouble au bout de deux minutes, c'est une preuve que tous les sulfates de l'urine ont été précipités par le chlorure de baryum, mais ce dernier peut très bien être en léger excès sans que l'on puisse s'en douter. Nous pourrions aussi, pour l'usage non systématique de la liqueur titrée d'acide sulfurique, faire la même observation que pour la méthode de Neubauer et Vogel.

Comme on le voit, chacune de ces méthodes a ses défauts, mais elle a aussi ses qualités et nous y avons largement puisé pour établir la méthode que nous présentons et qui, nous l'espérons, répond à toutes les exigences d'un procédé clinique.

---

(1) Wurtz, p. 1628.

CHAPITRE V

DESCRIPTION DE LA MÉTHODE

A) Les appareils nécessaires au dosage du soufre urinaire comprennent :

1° Deux burettes graduées en dixième de centimètre cube, d'une capacité de 25 cc. au moins.

2° Deux petits verres à expérience d'une capacité de 50 cc. Ils doivent être neufs, c'est-à-dire n'avoir aucune rayure sur la paroi intérieure du verre.

3° Un agitateur en verre garni d'un bout de tube en caoutchouc.

4° Un grand entonnoir d'une capacité de 500 cc.

5° Un verre à expérience d'une capacité de 150 cc.

B) Les solutions titrées se composent d'une solution de sulfate de potasse telle que 1 cc. corresponde à 0 gr. 01 d'anhydride sulfurique et d'une solution de chlorure de baryum dont 1 cc. correspond aussi à 0 gr. 01. Les deux solutions doivent donc se saturer volume à volume.

C) Le procédé opératoire est le suivant :

1° On prend 100 cc. d'urine préparée convenablement suivant le dosage que l'on doit faire et on les verse dans le grand verre à expérience.

2° On ajoute 20 centimètres cubes de solution titrée de chlorure de baryum et on jette le tout sur un filtre sans plis placé sur le grand entonnoir ;

3° On recueille dans chacun des deux petits verres à expérience environ 1 centimètre cube de liquide ;

4° On laisse tomber une goutte de solution titrée de chlorure de baryum dans un des deux petits verres et une goutte de solution titrée de sulfate de potasse dans le second petit verre. On attend qu'un louche se produise dans l'un des deux, et pour en juger, on place le verre à expérience à la hauteur de l'œil, de manière à voir le liquide par transparence sous une grande épaisseur ;

5° On ajoute 10 centimètres cubes de la solution titrée qui a produit le trouble et on jette tous les liquides dans le filtre. On agite alors fortement l'entonnoir, de façon à bien mélanger le tout. On rejette sur le filtre environ les 10 premiers centimètres cubes qui ont filtré, puis on prélève à nouveau les échantillons dans les petits verres à expérience et l'on recherche encore dans lequel des deux verres se produit le louche, en opérant comme nous venons de le dire ;

6° On emploiera 10 centimètres cubes de la solution qui a produit le louche, jusqu'au moment où le trouble se produit par la solution opposée. A ce moment-là, on est sûr que la quantité de solution à employer est comprise entre 0,1 et 10 centimètres cubes ; il suffira alors de quatre essais pour que l'opération soit terminée.

Dans le premier essai, on n'emploiera plus que 5 centimètres cubes de la solution qui aura produit le trouble.

Dans le second, 2 centimètres cubes.

Dans le troisième, 1 centimètre cube.

Et dans le quatrième 0,50 centimètres cube seulement. Le point neutre est alors forcément atteint.

7° On retranche le nombre de centimètres cubes employés de la solution de sulfate de potasse du nombre de centimètres cubes de la solution de chlorure de baryum qui ont été nécessaires. Le chiffre trouvé, multiplié par 10, exprime, en anhydride sulfurique, le nombre de grammes contenus dans un litre d'urine, et correspondant, suivant le cas, aux sulfates proprement dits, aux sulfo-conjugués ou au soufre neutre.

Il faut toujours employer l'un des deux verres à expérience, toujours le même, pour faire l'essai avec la solution de chlorure de baryum, et l'autre pour l'essai avec la solution de sulfate de potasse. Ne jamais changer leur rôle.

Explication. — Il nous faut maintenant déterminer ce que l'on entend par point neutre. Pour nous, c'est celui où ne se produit aucun trouble dans les deux verres, et nous sommes entièrement persuadé que le fait indiqué par Neubauer, d'un trouble se produisant dans les deux tubes, tient à un lavage imparfait de ces derniers. Avec les verres à expérience bien propres, le trouble ne se produit jamais au point neutre.

1° Il faudra donc, entre deux dosages différents, laver soigneusement, avec l'extrémité de l'index, le fond des deux petits verres à expérience, et cela en employant de l'eau distillée seulement ; car l'eau ordinaire apporterait beaucoup plus de sulfates que n'en laisse un dosage précédent bien fait.

Il est souvent nécessaire, pendant la durée même d'un dosage, de supprimer le trouble laissé par la précipitation du sulfate de baryte et, pour ce, il suffira de s'armer de l'agitateur garni d'un tube de caoutchouc et d'en racler la face interne ternie du petit verre. Cette opération se fait avant de prélever à nouveau l'échantillon d'urine, et le verre sera rincé avec les 10 premiers centimètres cubes de liquide qui s'écoulent et qui doivent être rejetés dans le filtre, comme nous l'avons dit.

Nous répétons ici qu'il est indispensable de ne jamais se servir du verre qui a servi à faire l'essai avec la solution de chlorure de baryum pour faire l'essai avec la solution de sulfate de potasse, et réciproquement, car on évite ainsi un trouble trompeur dû à des traces de réactif et qui déroute complètement l'opérateur.

Nous avons essayé de voir le trouble produit par la précipitation du sulfate de baryte d'abord par réflexion sur fond blanc ou sur fond noir, puis par transparence en tenant le verre à quelques centimètres au-dessus d'une feuille de papier blanc ou noir, et nous avons reconnu que le procédé indiqué page 38 nous permettait bien mieux que tous les autres de percevoir les troubles même les plus légers. En se plaçant devant une fenêtre éclairée on augmente la sensibilité du phénomène.

2° Le point rigoureusement neutre est fort délicat à obtenir ; mais, lorsque après deux minutes, il n'apparaît de trouble dans aucun des verres, on peut s'arrêter.

Si, après avoir employé 0 centimètre cube 50 de la solution qui a produit le dernier trouble, on constate qu'au lieu d'avoir le point neutre, il se produit un léger trouble par la solution opposée, c'est évidemment une preuve qu'il aurait fallu s'arrêter entre 0 et 0,50, et alors, point n'est besoin de recommencer un autre essai ; il suffira de faire la lecture en remplaçant le chiffre 0,50 par 0,20.

Prenons trois exemples, que nous mettrons sous forme de tableaux. C'est un excellent moyen, que nous conseillons d'employer pour éviter beaucoup d'erreurs. On indique par un trait, placé entre les lignes, la solution titrée dont 1 goutte a produit le trouble.

Les résultats obtenus se rapportent aux sulfates proprement dits.

Premier Exemple

	Solutions de SO^{4}K^2	BaCl^2
1er Essai.		20 cc, 1
2e —		10 . .
3e —	5 cc, 2	. . . .
4e —	2 cc, 1	. . . .
5e —		1 cc .
6e —	0 cc, 50	. . . .
Résultat . .	7 cc, 80	31 cc, 1

Par conséquent, les 0 cc, 50 de solution de SO^{4}K^2 que nous avons ajoutés au dernier essai sont un peu trop forts. Nous ferons donc comme si nous n'avions employé que 0 gr. 20 et nous dirons : 31 cc, 1 – 7 cc, 50 = 23 cc, 60, soit 2 gr. 36 par litre.

Deuxième Exemple

	SO^{4}K^2	BaCl^2
1er Essai.		20 cc .
2e —	10 cc, 2	. . . .
3e —		5 cc, 1
4e —		2 cc, 1
5e —		1 cc .
6e —	0 cc, 50	. . . .
Résultat . .	10 cc, 70	28 cc, 2

Ici, le doute n'est pas possible ; on est juste au point neutre.
On lira : 28 cc, 2 — 10 cc, 70 = 17 cc, 50, soit 1 gr. 75 par
litre.

Troisième Exemple

	SO^4K^2	$BaCl^2$
1er Essai.		20 cc, 2
2e —		10 cc, 1
3e —		10 cc
4e —		5 cc
5e —	2 cc, 1	. . . .
6e — , ...	1 cc	. . . .
7e —		0 cc, 50
Résultat . .	3 cc, 1	45 cc, 80

Nous devons lire ici 45 cc, 50 au lieu de 45 cc 80, ce qui fera
45 cc, 50 — 3 cc, 1 = 42 cc, 40, soit 4 gr. 24 par litre.

C'est du reste en opérant ainsi que nous avons obtenu les
résultats que nous publions plus loin. Si, toutefois, on voulait
atteindre une exactitude tout à fait absolue, il suffirait de continuer l'opération en employant seulement 2 à 3 dixièmes de
centimètres cubes de la solution qui produit le trouble ; mais
il est bon de laisser filtrer tout le liquide et de le recueillir dans
le grand verre où on le mélange bien avec l'agitateur garni de
caoutchouc avant de prélever les deux échantillons.

3° Nous croyons également bon d'avertir l'opérateur qu'une
exactitude à 2 dixièmes de c. c. près, est suffisante lorsqu'il
ajoute 20-10-5-2-1 centimètres cubes de liqueurs titrées. Ce
n'est que lorsqu'il sera arrivé à employer des fractions de cen-

timètre cube qu'il devra porter toute son attention sur le volume du liquide qu'il verse.

4° Nous n'employons qu'une goutte des liqueurs titrées pour obtenir le trouble indicateur, parce que nous avons reconnu qu'on ne gagnait rien à en employer davantage et, qu'ainsi, les résultats se trouvent faussés de la plus petite quantité possible. Il n'y a pas, toutefois, grand mal à laisser tomber 2 à 3 gouttes à la fois par inattention.

5° Enfin, nous avons rejeté l'emploi du filtre à plis parce qu'il est difficile avec lui d'agiter l'urine qu'il contient, tandis que la chose est très facile avec un filtre sans plis. On soulève pour cela l'entonnoir et on lui imprime en masse un mouvement de circonduction. Cette agitation, qui est peu utile au début, devient indispensable lorsqu'on est arrivé à employer 1 c. c. seulement.

6° Si l'urine filtrait trouble, il suffirait de lui ajouter une petite quantité de solution de nitrate d'argent quelconque afin de précipiter une partie seulement des chlorures ; il ne faut, dans aucun cas, mettre un excès de nitrate d'argent, ce qui fausserait tous les résultats. Pour notre part, une seule fois, nous avons dû employer 30 c. c. de la solution de nitrate d'argent à 29,07 pour clarifier une urine très vieille avant subi déjà la fermentation ammoniacale : mais la plupart du temps, 10 c. c. nous suffisent très bien. Dans le cas extrême dont nous parlons, il aurait fallu que l'urine contienne moins de 2 gr. 30 par litre de chlorure de sodium pour qu'il y ait un excès de nitrate d'argent, or, ce serait déjà une urine fort peu chargée en chlorures. En tout cas on devra toujours s'assurer par quelques gouttes d'acide chlorhydrique qu'il n'y a pas d'excès de nitrate d'argent. Et s'il y avait un excès, il faudrait renoncer à ce moyen de clarification de l'urine.

En pratique, nous nous contentons de rincer le filtre qui a

servi aux opérations précédentes avec de l'eau distillée sans chercher à enlever le précipité de sulfate de baryte qu'il contient et qui bouche les pores du filtre.

Plusieurs essais comparatifs nous ont permis de voir qu'il n'y avait aucun inconvénient à le faire. Nous obtenons ainsi des urines toujours limpides.

7 Pour les solutions titrées, à l'inverse des auteurs que nous avons cités, nous préférons les ajuster par pesée en sulfate de baryte plutôt que par simple pesée du sel. Nous dissolvons, par exemple, 35 gr. de chlorure de baryum dans un litre d'eau, nous prélevons un échantillon de 10 cc., et nous y précipitons du sulfate de baryte par quelques gouttes d'acide sulfurique ; la pesée en sulfate de baryte doit nous donner pour les 10 cc. de solution employée 0 gr. 29125, soit 29 gr. 125 par litre, ce qui correspond exactement à 10 gr. d'anhydride sulfurique par litre. (Nous savons en effet qu'à 233 de SO^4Ba correspond 80 de SO^3.) Il faudra donc diluer la liqueur suffisamment pour obtenir ce titre.

Nous arrivons très bien à titrer la solution de sulfate de potasse sans faire usage de pesées. Pour cela, nous prenons 20 cc. de solution titrée de $BaCl^2$, et nous y ajoutons 10 cc de solution de SO^4K^2, dont on a dissous 25 gr. dans un litre. A partir de ce moment, nous opérons absolument comme si nous voulions doser les sulfates de l'urine, c'est-à-dire que nous employons 19 cc, 5 cc, 2 cc, etc. de la solution qui a produit le trouble, et, à un moment donné, nous tombons sur le point neutre. Nous arrivons ainsi à trouver qu'à 28 cc par exemple de solution titrée de $BaCl^2$ correspond 19,6 de la solution de $SO K^2$. C'est donc qu'à chaque 19,6 de solution de $SO K^4$, il faudra ajouter 8 cc. 4 d'eau distillée. En portant par une simple règle de trois la proportion à un litre, on arrive à avoir deux solutions qui se saturent fort bien volume à volume.

L'exactitude du dosage de ces deux liqueurs titrées est indispensable pour obtenir des résultats convenables lorsqu'on dosera les sulfates de l'urine. Aussi, nous pensons qu'il est bon de faire 3 dosages par pesée en sulfate de baryte lorsqu'on titre la solution de chlorure de baryum ; on peut ainsi prendre une moyenne exacte.

Valeur de la méthode. — Le procédé que nous présentons est-il un procédé clinique, d'après la définition que nous en avons donnée?

Pour répondre à cette question il nous faut examiner le temps qu'il exige, les appareils nécessaires et, enfin, son exactitude.

1° Nous affirmons qu'après deux ou trois essais, tout praticien sera capable, en se fiant simplement à la description que nous avons donnée, de faire un dosage de sulfate en une demi-heure ; il nous faut personnellement beaucoup moins, mais il est certain que l'habitude est indispensable pour cela ; il est évident qu'elle ne s'acquiert que par un très grand nombre d'essais.

2° Une autre considération à faire au sujet de la commodité du procédé, c'est qu'à lire toutes les explications que nous avons cru devoir donner pour discuter tous nos actes, on serait porté à croire que la chose est très compliquée ; mais, nous le répétons, qu'on se contente de lire et d'appliquer simplement ce que nous décrivons sous le titre « Procédé opératoire » et l'opération paraîtra, et surtout, sera excessivement simple, en somme.

3° Des appareils, nous ne dirons rien, car ils sont d'un usage absolument courant. Mais, nous devrons nous arrêter plus longtemps au sujet de l'exactitude de la méthode.

Voici les résultats tels que nous les avons obtenus pour les sulfates proprement dits et par litre :

	Par pesée	Par volume		Différence
1°	1 gr. 18	1 gr. 14	—	0,04
2°	1 gr. 19	1 gr. 17	—	0,02
3°	2 gr. 10	2 gr. 18	+	0,08
4°	2 gr. 30	2 gr. 22	—	0,08
5°	2 gr. 01	2 gr.	—	0,01
6°	1 gr. 98	1 gr. 96	—	0,02
7°	2 gr. 04	2 gr. 09	+	0,05

D'autre part, nous avons déterminé quel était le doute possible au point de vue de la réaction finale et nous avons constaté qu'une erreur de 5 dixièmes de centimètre cube au maximum pourrait se produire.

Or, 1 cc de solution de $BaCl^2$ équivaut à 0 gr. 01 de SO^3
0,50   —   —   —   0 gr. 005   —

Et, comme il faut multiplier par 10 pour porter le résultat à 1 litre, on trouve une erreur possible de 0 gr. 05. Sauf pour la 2ᵉ et la 3ᵉ expérience, on voit que la correspondance est parfaite entre ce chiffre de 0 gr. 05 et les différences signalées dans le tableau.

En somme, étant donné les quantités de sulfates par litre que nous avons déjà indiquées, l'exactitude de la méthode est parfaitement suffisante pour la clinique.

CHAPITRE VI

DOSAGE DES TROIS FORMES DU SOUFRE URINAIRE

Comment devons-nous opérer pour doser séparément les sulfates proprement dits, les sulfates sulfoconjugués et le soufre neutre ?

Disons une fois pour toutes que les résultats sont exprimés en anhydride sulfurique.

1° Le dosage des sulfates proprement dits est le plus simple de tous.

A. Il suffit de prendre 100 cc. d'urine et de les aciduler franchement par l'acide acétique.

B. On emploiera ensuite la méthode qui fait l'objet de ce travail sans y rien changer.

(Voir procédé opératoire, page 37).

On peut absolument se dispenser de faire bouillir le liquide, ce qui a pour but d'agglomérer le précipité et de l'empêcher de passer à travers le filtre. Mais nous savons qu'il existe un autre moyen plus rapide et surtout plus sûr d'obtenir un liquide limpide. Le premier avantage est une économie de temps ; le deuxième, c'est de pouvoir opérer sur des urines même albumineuses sans être obligé d'éliminer cet élément. Enfin il n'y a aucun inconvénient au point de vue de l'exactitude du dosage, comme nous avons pu nous en convaincre par de nombreux exemples.

2° Le dosage des sulfates sulfo-conjugués est un peu plus compliqué que celui des sulfates proprement dits. Il faut d'abord mettre en liberté, l'acide sulfo-conjugué, puis le décomposer en acide sulfurique et phénol. C'est, en effet, le seul moyen d'obtenir un précipité avec le chlorure de baryum, car les phénylsulfates de baryum sont solubles. Pour obtenir cette décomposition, il suffit de porter le liquide à l'ébullition en présence d'un acide fort. Mais combien de temps doit durer cette ébullition ?

« Le liquide est alors additionné de son volume d'acide chlorhydrique et porté à l'ébullition pendant longtemps au bain-marie, en présence d'un excès de chlorure de baryum. » (1)

« Au liquide séparé des sulfates de baryte, dans le dosage précédent, on ajoute environ 3 centimètres cubes d'acide chlorhydrique concentré et on chauffe au bain-marie à 100 degrés, tant que le liquide reste louche. » (2)

Mais il est bon d'opérer au bain-marie, car à la température d'ébullition de l'urine, certains éléments sont volatils.

« Le phénol et le paracrésol sont volatils à la température d'ébullition (3) ».

A). Donc, on recueille dans un ballon le liquide provenant du dosage des sulfates proprement dits, on lave avec de l'eau distillée le filtre et les verres qui ont déjà servi à ce dosage et on réunit tous les liquides. On ajoute alors 20 cc. d'acide chlor-

---

(1) *Revue des Sciences médicales de Hayem*, t. VIII, p. 73.
(2) *Manipulations de Chimie médicale*, de J. Ville, p. 134.
(3) *Éléments de chimie physiologique* de Maurice Arthus, p. 319.

hydrique pur, ainsi que le conseillent Engel et Moitessier et
10 cc. environ de la solution titrée de chlorure de baryum qui
sert à faire le dosage. On porte à l'ébullition pendant 15 minutes au moins.

B). On peut alors effectuer le dosage des sulfates ainsi formés. On sait que la quantité de sulfo-conjugué exprimée en
anhydride sulfurique est normalement de 0 gr. 20 par 24 heures. Or, on a employé 10 cc. de la solution titrée de chlorure
de baryum, ce qui correspond à 1 gramme de sulfate sulfo-
conjugué ; on est par conséquent bien sûr d'avoir un excès de
chlorure de baryum.

On emploiera donc, du premier coup, 5 cc. de la solution
titrée de sulfate de potasse, puis 2 cc. de la solution qui aura
produit le trouble, etc., et l'on terminera absolument comme s'il
s'agissait du dosage des sulfates proprement dits.

Il faudra, bien entendu, ajouter les 10 cc. de la solution
de chlorure de baryum employés pendant l'ébullition, au
nombre de centimètres cubes de cette solution qui ont été
nécessaires pour obtenir le point neutre, au moment de faire
la lecture des volumes employés.

Le chiffre trouvé sera multiplié par 10 pour avoir la quantité par litre d'anhydride sulfurique correspondant aux sulfates
sulfo-conjugués.

3° La destruction de la matière organique ou plutôt
l'oxydation totale du soufre est nécessaire lorsqu'on veut doser
le soufre neutre.

Une capsule d'argent et à la rigueur une capsule de porce-
laine est indispensable. « On y évapore 50 cc. d'urine avec
2-3 grammes de carbonate de soude et 5-6 grammes d'azotate
de potasse ; on incinère, on reprend le résidu par de l'eau

4

acidulée d'acide chlorhydrique, et on y dose l'acide sulfurique à l'état de sulfate de baryte (1) ».

C'est actuellement le seul procédé connu, mais il nous semble qu'il doit y avoir un moyen plus clinique de détruire la matière organique et nous avons sérieusement cherché à le découvrir.

Malheureusement le temps nous a manqué pour achever cette étude. Voici toutefois les différents mélanges oxydants que nous avons employés:

25 cc. d'urine ont été traités par 25 cc. de solution de permanganate de potasse à 1 gr. pour 200 et par 1 cc. d'acide phosphorique, puis portés à l'ébullition jusqu'à décoloration complète du liquide.

Nous avons essayé l'action d'une dose double de permanganate, puis l'acide azotique à la place de l'acide phosphorique, puis l'acide sulfurique lui-même en tenant exactement compte de la quantité employée, mais dans aucun cas l'oxydation du soufre n'a été complète. L'acide nitreux naissant obtenu par l'acide azotique et le nitrite de sodium n'a pas été meilleur. L'eau régale a paru être plus énergique par le chlore naissant; un mélange de chlorate de potasse et d'acide chlorhydrique a évidemment donné le même résultat.

L'acide chromique nous a paru être l'oxydant le plus énergique du soufre parmi tous ceux que nous avons essayés. Voici la manière d'opérer :

A. On verse dans un ballon 100 cc. d'urine, 4 cc. d'acide acétique et 40 cc. d'une solution d'acide chromique à 1 gr. pour 100, et l'on maintient pendant 10 minutes l'ébullition de ce mélange.

----

(1) Engel et Moitessier. — *Traité élémentaire de chimie biologique,* p. 331.

B. Il ne reste plus qu'à doser les sulfates ainsi formés par
le même procédé que celui indiqué pour les sulfates proprement dits.

Ici encore on devra multiplier par 10 le chiffre trouvé pour
avoir par litre la quantité d'anhydride sulfurique correspondant
à tout le soufre urinaire. En retranchant de ce premier résultat le chiffre qui exprime en anhydride sulfurique les sulfates totaux (sulfates sulfureux proprement dits et sulfo-conjugués), on aura le soufre neutre.

Dans ces conditions, voici les résultats que nous avons
trouvés : Pour une urine qui contenait, après calcination,
1 gr. 85 par litre d'anhydride sulfurique correspondant au
soufre total, nous avons obtenu par l'acide chromique 1 gr. 60,
1 gr. 68, 1 gr. 70, 1 gr. 68. L'urine en question contenant
1 gr. 19 d'anhydride sulfurique correspondant aux sulfates
totaux, on a pour le soufre neutre :

1 gr. 68 moins 1 gr. 19 = 0 gr. 49, au lieu de 1 gr. 85,
moins 1 gr. 19 = 0 gr. 66, qui est le résultat exact. Il y a
donc au maximum une erreur de 0 gr. 20 pour un élément
qui existe ordinairement à la dose de 0 gr. 50 comme nous
l'avons précédemment indiqué.

Il est bien évident qu'ici l'exactitude n'est pas suffisante,
mais le procédé est tellement commode qu'il doit être employé à notre avis jusqu'au jour où l'on aura trouvé mieux.

L'opération ne dure en effet que 10 à 12 minutes au lieu
d'une heure environ et il n'y a que fort peu de précautions à
prendre. Au contraire, par calcination, il suffit d'avoir quelques projections pour que le résultat soit absolument faussé.
Dans le cas actuel, nous avons trouvé dans certains essais
malheureux 1 gr. 62 seulement au lieu de 1 gr. 85.

Voilà, il me semble, de quoi faire réfléchir et engager à
ne pas rejeter en principe un procédé de la plus grande com-

modité et qui permet, au fond, d'apprécier parfaitement toutes les variations de la quantité de soufre neutre dépassant 0 gr. 20.

En somme, il nous reste à choisir entre une méthode exacte, mais longue et délicate, et un procédé moins exact, mais très rapide. Comme dans la pratique aucun clinicien ne dose le soufre neutre, il me semble qu'il n'y a aucun inconvénient à employer un procédé approximatif, plutôt que de se priver absolument du dosage d'un élément urinaire important.

En tout cas, nous ne considérons pas le procédé comme étudié à fond, et il serait peut-être possible d'arriver à une exactitude plus grande en le perfectionnant.

4° Certains cliniciens ont l'habitude de doser les sulfates totaux, c'est-à-dire la somme des sulfates proprement dits et des sulfo-conjugués. La chose est bien simple. Dans les trois espèces de dosage nous venons de désigner par A la préparation du liquide à analyser, et par B le dosage lui-même.

A. — Dans le cas actuel, la préparation du liquide est analogue à celle que nécessite le dosage des sulfates sulfo-conjugués. Mais il faudra prendre de l'urine neuve au lieu d'employer celle qui a déjà servi au dosage des sulfates proprement dits (voir p. 47).

B. — Le dosage de l'urine ainsi préparée se fera au contraire comme pour le cas des sulfates purs. Le résultat multiplié par 10, exprime en anhydride sulfurique et par litre la quantité de sulfates totaux contenus dans l'urine analysée.

CONCLUSIONS

1° Le dosage du soufre urinaire a une réelle importance clinique ;

2° Aucun procédé actuellement existant n'est vraiment clinique ;

3° C'est pour cette raison que le dosage de soufre urinaire ne se fait généralement pas ;

4° Le procédé que nous présentons paraît appelé à vulgariser ce dosage, parce qu'il est clinique.

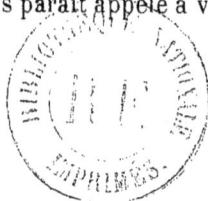

BIBLIOGRAPHIE

BOUCHARD. — Pathologie générale. Tome III, 1re partie. Notions générales sur la nutrition à l'état normal. E. Lambling,

J. VILLE. — Manipulations de Chimie médicale.

E. GAUTRELET. — Urines.

M. ARTUS. — Eléments de Chimie physiologique.

P. YVON. — Manuel clinique de l'analyse des urines.

NEUBAUER et VOGEL. — Traduction de la 5e édition allemande, par le docteur L. Gauthier.

HAYEM. — *Revue des Sciences Médicales*. Tome VIII.

CHARCOT. — Leçons sur les maladies du système nerveux. Tome I. Art. Paralysie agitante.

ENGEL et MOITESSIER. — Traité élémentaire de Chimie biologique.

ARMAND GAUTIER. — Cours de Chimie (Tome III, Chimie biologique).

ALBERT ROBIN. — Les maladies de l'estomac.

Revue de Neurologie. — Année 1900.

WÜRTZ. — *Dictionnaire de Chimie*. — Art. soufre.

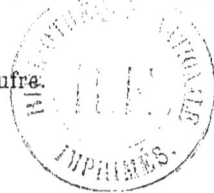

www.ingramcontent.com/pod-product-compliance
Lightning Source LLC
Chambersburg PA
CBHW050515210326
41520CB00012B/2320